calma.
WORKBOOK

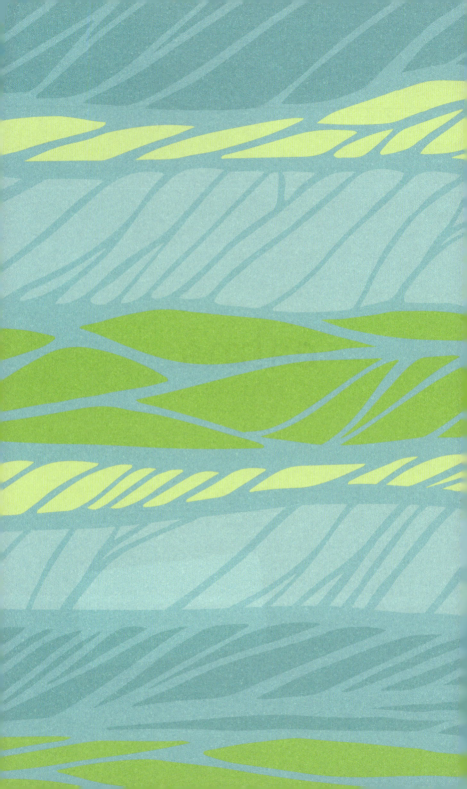

um guia com atividades práticas
PARA ALIVIAR A ANSIEDADE

calma.

WORKBOOK

Christopher Hutcheson

TRADUÇÃO
Luciane Gomide

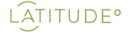

Às minhas três musas:
minha bela esposa, Jennifer, e minhas
adoráveis filhas, Madeline e Audrey.

TÍTULO ORIGINAL *Be Calm: a guided journal: prompts and practices to relieve anxiety*
© 2021 Rockridge Press, Emeryville, Califórnia
Todas as imagens usadas sob licença Shutterstock.
Foto cortesia de Christina Wagner (clynnphotoanddesign.com)
© 2023 VR Editora S.A.

Latitude é o selo de aperfeiçoamento pessoal da VR Editora

DIREÇÃO EDITORIAL Marco Garcia
EDIÇÃO Marcia Alves
PREPARAÇÃO Juliana Bormio de Sousa
REVISÃO Maria Isabel Ferrazoli
PROJETO GRÁFICO DE CAPA E MIOLO Jill Lee
DIAGRAMAÇÃO Pamella Destefi

Dados Internacionais de Catalogação na Publicação (CIP)
(Câmara Brasileira do Livro, SP, Brasil)

Hutcheson, Christopher
Calma: Workbook: dicas e práticas para aliviar a ansiedade
/ Christopher Hutcheson; tradução Luciane Gomide. – 1.
ed. – Cotia, SP: Latitude, 2023.
Título original: Be Calm: a guided journal: prompts and
practices to relieve anxiety
Bibliografia.
ISBN 978-65-89275-32-9

1. Ansiedade - Aspectos psicológicos 2. Autoajuda 3.
Autoconhecimento (Psicologia) 4. Bem-estar mental 5.
Estresse (Psicologia) 6. Comportamento - Mudança 7.
Transformação pessoal I. Título.

22-136706   CDD-152.46

Índices para catálogo sistemático:
1. Ansiedade : Psicologia   152.46
Aline Graziele Benitez – Bibliotecária – CRB-1/3129

Todos os direitos desta edição reservados à
VR EDITORA S.A.
Via das Magnólias, 327 – Sala 01 | Jardim Colibri
CEP 06713-270 | Cotia | SP
Tel.| Fax: (+55 11) 4702-9148
vreditoras.com.br | editoras@vreditoras.com.br

Sumário

Introdução vi

Por que nós sofremos com a ansiedade vii
Como usar este livro vii

Seção I: Sentimentos xii

Trabalhe suas emoções 3
Aumente sua consciência corporal 25

Seção II: Comportamento 46

Evite a fuga 49
Aceite a ansiedade 71

Seção III: Pensamentos 90

Separe pensamentos da realidade 93
Reescreva a própria narrativa 119

Seção IV: Mantenha-se no caminho certo 140

Construa a sua rede de apoio 143
Siga em frente 159

Recursos de apoio no Brasil 175
Referências 176

Introdução

Estou muito feliz por nossos caminhos terem se cruzado. Como assistente social clínico licenciado (LCSW), sou especialista no tratamento de depressão e ansiedade por meio da terapia da conversa. Minha clínica, Gentle Beacon, está localizada em Lafayette, Indiana. Ao longo dos últimos 13 anos, tive o privilégio de trabalhar com centenas de pessoas de todo o mundo, de todas as idades, cores, religiões, etnias e gêneros. De várias maneiras, os pensamentos, os sentimentos e os comportamentos ansiosos estavam impedindo que elas vivessem a própria vida ao máximo. Trabalhando com essas pessoas, eu aprendi que controlar a ansiedade não é apenas possível, mas bastante provável de acontecer.

Se a ansiedade tem impedido você de viver a vida em sua totalidade, este guia pode ajudá-lo. Ele traz lições, experiência e pesquisa que reuni e compilei em estratégias úteis, personalizadas e práticas, que você pode usar para aliviar o sentimento preocupante, tenso e desgastante da ansiedade crônica. No entanto, este guia não substitui o tratamento de saúde mental feito por um profissional licenciado. Consulte os recursos de apoio no Brasil na página 175 para obter assistência.

Por que nós sofremos com a ansiedade

Imagine que há 10 mil anos, ao procurar comida, você de repente se deparasse com um tigre o rondando. Você logo se sentiria ansioso, porque seu corpo o estaria preparando instintivamente para fugir da situação ou lutar pela vida. Cada pitada de seu foco estaria no tigre, e com razão.

Essa resposta de luta ou fuga ocorre para nos manter vivos, ou pelo menos longe de danos maiores. No entanto, hoje em dia, você não precisa correr de tigres nos corredores do supermercado. Ainda assim, pode se sentir ansioso, pois percebe algum tipo de perigo ou dano. Se houver uma razão para isso – como um cliente irritado que ameaça empurrar o carrinho dele na direção do seu, porque você está no meio de um corredor –, a ansiedade é natural e pode até ser útil, alertando-o para sair do caminho. Dessa forma, esse sentimento pode ser *adaptável*, avisando-o de que precisa tomar uma atitude. Porém, quando não há nenhuma causa aparente para a ansiedade (ou seja, não há risco no momento), ela pode ser *mal adaptativa*, interferindo em sua vida e na forma como você funciona.

Felizmente, com ferramentas e estratégias para aliviar a ansiedade, você pode e vai se sentir melhor. Aos poucos, seu cérebro se fortalecerá e mudará como resultado das experiências novas que vivencia.

Como usar este livro

Este livro é um guia interativo. Isso quer dizer que você vai escrever, rabiscar e desenhar nele. As dicas e os exercícios baseiam-se na terapia de aceitação e compromisso, também conhecida como ACT, na prática da atenção plena e na terapia cognitivo-comportamental (TCC); essas ferramentas baseiam-se em evidências para ajudá-lo em sua jornada. Em outras palavras, a investigação provou a eficácia desses métodos.

A ideia geral é que, se mudarmos os nossos pensamentos acerca de uma experiência (um sentimento, um pensamento ou um comportamento), conseguimos mudar a forma como nos sentimos sobre ela – e vice-versa. Imagine um triângulo em que os sentimentos estão em uma ponta, os comportamentos em outra e os pensamentos na terceira. Eles representam os três principais caminhos para a mudança, que leva ao alívio de uma ampla gama de sintomas da ansiedade.

Este guia está dividido também em três seções principais. Uma mudança em uma ponta do triângulo afetará as outras duas. Se você mudar seus sentimentos – por exemplo, aprendendo estratégias para diminuir o medo e a ansiedade em situações sociais –, provavelmente mudará seus pensamentos ("Quando diminuir minha ansiedade, poderei contribuir com a conversa e me conectar com os outros") e seu comportamento (você não mais evita atividades sociais). Em termos simples, se quiser fazer mudanças, pode começar por qualquer uma das três pontas do triângulo.

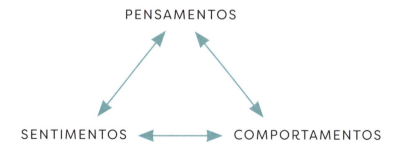

Se quiser abordar sintomas específicos...

Você não precisa usar este guia na ordem em que é apresentado. Se precisar de ajuda para determinado desafio, vá até a seção correspondente:

- Se você for consumido por um pensamento apreensivo ou invasivo, comece com a seção III, "Pensamentos" (página 90).

- Se sua ansiedade faz com que você evite pessoas, locais e/ou eventos importantes, comece com a seção II, "Comportamento" (página 46).

- Se você estiver lutando com seus sentimentos ou com efeitos colaterais físicos da ansiedade, comece com a seção I, "Sentimentos" (página xii).

Se você quiser administrar sua ansiedade de modo amplo...

Se tiver dificuldade em todos os pontos do triângulo pensamentos-sentimentos-comportamento, ou caso se sinta apenas ansioso, talvez queira usar este guia página a página. Não é necessário completar as seções de uma vez; na verdade, procure usar este guia com calma. Por exemplo, você pode responder a um exercício e, em seguida, pensar sobre ele por alguns minutos, horas ou até mesmo dias. Além disso, ao concluir um exercício, dê-se um tempo para pensar sobre ele e, em seguida, praticá-lo. Assim como qualquer outra atividade que você se esforça para fazer, praticar essas estratégias aumentará suas habilidades. Dê-se uma oportunidade para ter sucesso.

Use este guia como um complemento de *Calma*.

Embora este guia possa ser usado sozinho, pode também ser um complemento para o livro *Calma. Técnicas comprovadas para acabar com a ansiedade agora*. As seções deste guia correspondem às seções do livro. Assim, enquanto estiver trabalhando nas instruções e nos exercícios aqui presentes, talvez se interesse por ler a seção correspondente no livro e obter mais suporte. Ele usa as mesmas ferramentas baseadas em evidências que este guia: TCC, ACT e prática de atenção plena. Mas, como mencionamos, você pode trabalhar apenas com este guia e ainda ter o máximo benefício.

SEÇÃO

I

Sentimentos

Os sentimentos não o definem. Em vez disso, seus sentimentos surgem em resposta a uma experiência. Algumas experiências criam bons sentimentos, e outras, sentimentos desconfortáveis. Não importa quais sejam, os sentimentos precisam ser expressos, porque suprimi-los pode piorar a ansiedade. Quanto mais você evitar sentimentos como tristeza, medo e raiva, mais ansioso provavelmente ficará.

As dicas, instruções e exercícios deste guia podem ajudá-lo a identificar, expressar e aceitar emoções difíceis. Primeiro, vamos aprender a "trabalhar as emoções", fazendo uma reflexão, registrando-as em um diário e exercitando os sentimentos mais fortes. Depois, avançaremos para a "sensibilização corporal" a fim de explorar e aprender a aceitar sensações associadas a esses sentimentos fortes.

Trabalhe suas emoções

"Se você guardar segredos e omitir informações, estará fundamentalmente em guerra consigo mesmo... O principal é permitir-se saber o que sabe. É preciso uma enorme coragem para isso."

—Bessel van der Kolk

Nossas emoções nos permitem estabelecer ligações com outras pessoas, nos ajudam a tomar decisões e nos motivam para a ação. No entanto, quando nos sentimos oprimidos por esses sentimentos, pode ser difícil lidar com eles e, assim, podemos afastá-los ou evitá-los. Ao longo do tempo, esse cenário pode, na verdade, reforçar pensamentos e comportamentos ansiosos. Aprender a identificar melhor as emoções e abordá-las lhe dará maior controle emocional e o ajudará a se sentir melhor.

Quando criança, em fase de crescimento, como os adultos em seu entorno mostravam as próprias emoções? Se você mostrava *suas* emoções, como eles respondiam? Sua família tinha regras implícitas sobre como expressar sentimentos ou quando era apropriado fazê-lo (se o fazia)? Como isso pode ter influenciado a forma como você expressa e sente suas emoções hoje?

Escreva sobre algum momento em sua infância ou adolescência em que teve um sentimento forte de ansiedade ou outra sensação incômoda. Conforme escreve, pense como um repórter, abordando onde e com quem você estava, o que aconteceu e quando.

Analisando o exercício anterior, o que você fez – se tiver feito algo – para lidar com esses sentimentos? Seu método foi bem-sucedido? Se não foi, verifique se parte do problema não está impedindo você de refletir sobre experiências emocionais mais profundas e aceitá-las. Conforme responde, mostre autocompaixão e autoaceitação. Fale para si mesmo: "Está tudo bem me sentir (*dê um nome à emoção*)".

Alguma vez você fez uso de substâncias como álcool, *cannabis* ou nicotina para lidar com fortes emoções? Se sim, como isso o ajudou? Se ainda usa a substância regularmente, o custo de fazê-lo supera o benefício que lhe oferece? Se sim, como você se sente sobre procurar ajuda de um profissional de saúde mental ou de um programa de 12 passos, *on-line* ou perto de onde você mora?

"Eu disse: E o meu coração?
Ele disse: Diga-me o que você guarda
dentro dele.
Eu disse: Dor e tristeza.
Ele disse: Fica com eles. É pela ferida que
a Luz entra em você."

—Autor desconhecido

FOCO CONSCIENTE

Concentrar-se no momento pode ajudar você a ganhar clareza sobre o que está sentindo. Este exercício de atenção plena (*mindfulness*) envolve os cinco sentidos, distanciando-o de suas emoções para fornecer dicas sobre como responder ao que lhe acontece, quer esteja utilizando uma técnica para abordar a ansiedade ou expressar seus sentimentos.

1. Encontre uma posição confortável e respire profundamente até se sentir tranquilo. Em seguida, concentre-se na respiração. Suavemente, mude o foco para cada um de seus sentidos, de acordo com os itens a seguir.

2. Concentre-se no sentido da visão. Foque no ambiente físico fazendo uma nota mental das cores e formas que vê. Em que tipo de espaço você está?

3. Concentre-se no sentido da audição. Preste muita atenção, fazendo uma nota mental de tudo o que pode ouvir.

4. Concentre-se no sentido do olfato. Quais cheiros você sente?

5. Concentre-se no sentido do tato. Você pode sentir suas roupas? Consegue sentir o chão, a cadeira, ou a cama abaixo de você?

6. Mude o foco para o paladar. Você sente o gosto de alguma coisa?

7. Volte a atenção para a respiração. Como se sente agora?

Eu me defino. Sou forte. Sou resiliente.

Estou tomando atitudes para mudar minha vida.

Faço o que funciona para mim.

Todos os seres humanos às vezes experimentam sentimentos desconfortáveis, como raiva, vergonha, tristeza, desamparo ou medo. Faça uma lista dos três principais sentimentos que o incomodam ou lhe causam ansiedade. O que o aborrece a respeito desses sentimentos?

Saber o que desencadeia seus sentimentos pode lhe dar uma importante compreensão do cenário. Consulte a dica anterior e pense sobre o momento em que notou um dos três principais sentimentos que o incomodam. Em uma escala de 1 a 10 (com 1 sendo ligeiramente desconfortável e 10 sendo extremamente desconfortável), quão intenso foi o sentimento? O que estava acontecendo na época?

ESCALA DE DESCONFORTO

Você pode usar a escala de Unidades Subjetivas de Desconforto (em inglês, *Subjective Units of Distress Scale* – SUDS) para analisar quão desconfortável é certa experiência em uma pontuação de 1 a 10 (com 1 sendo a menos desconfortável possível e 10 extremamente desconfortável). Pode ser útil monitorar essa prática ao longo do tempo; experimente-a agora e faça registros adicionais.

Pense na situação mais recente que lhe causou ansiedade e visualize os detalhes. Observe o que estava acontecendo ao seu redor.

1. Anote o que você estava pensando. (Normalmente, é uma frase.)

2. Anote o que você estava sentindo.

3. Quão intenso foi seu sentimento na escala SUDS?

Depois de utilizar a escala SUDS todos os dias ao longo de uma semana ou mais, você terá recolhido dados suficientes para tirar algumas conclusões. Essas experiências são semelhantes ou diferentes? As similaridades podem indicar que sua ansiedade tem uma causa comum, e as diferenças sugerem que talvez sua ansiedade tenha mais de uma causa.

O cérebro adora prever o resultado de um evento, mesmo que não saiba o futuro. Pense em uma situação recente que estava prestes a experimentar e tenha lhe causado certo sentimento. O que seu cérebro previu que aconteceria? Isso realmente aconteceu? Como você se sentiu depois?

Quando nós nos julgamos ou imaginamos que os outros nos julgam, isso pode causar um sofrimento imenso ou, ao menos, sentimentos desconfortáveis. Como seria a sua vida se você se preocupasse menos com os erros, se julgasse menos e se perdoasse? Escreva para si mesmo uma nota mostrando compaixão e dizendo que você se aceita assim como é.

Quando você sente emoções fortes, encontrar uma maneira de expressá-las pode ajudá-lo a processá-las. O ato de falar, nomear e exprimir sentimentos o auxilia a compreender-se melhor e a controlar melhor suas emoções. Anote o nome e as informações de contato de até três pessoas com quem você pode pensar em se abrir esta semana. Podem ser pessoas que você conhece ou talvez um terapeuta ou um grupo de apoio *on-line*.

Agora, escreva sobre o que você acharia útil conversar. Quando estiver pronto, fale com pelo menos uma dessas pessoas ou com o grupo. Lembre-se de que não é uma vergonha reconhecer a própria ansiedade. Na verdade, falar sobre isso pode ajudá-lo a se sentir mais aceito e menos ansioso.

PARE

Um sentimento pode começar e crescer rapidamente em um instante e, antes que você perceba, pode ter uma reação indesejável. A estratégia PARE pode interromper esse efeito bola de neve, permitindo-lhe reconhecer o sentimento e, em seguida, decidir como responder a ele. Assim, na próxima vez que se sentir oprimido por sentimentos ansiosos, lembre-se deste acrônimo:

Pare. Literalmente pare tudo o que está fazendo agora.

Assuma uma respiração profunda por alguns instantes a fim de se concentrar e volte para o momento presente.

Repare no que realmente está acontecendo. Você está de fato correndo o perigo que sua ansiedade está lhe mostrando?

Execute o que funciona. Isso significa observar o que está acontecendo no *momento presente* e tomar a ação que mais faz sentido para você. Pode ser respirar mais calmamente, mudando o foco da situação ou entrando em contato com um amigo em quem confia.

Trabalhe suas emoções 19

A única pessoa que experimenta seus sentimentos é você. Mesmo quando o sentimento é poderoso, algumas vezes é melhor deixá-lo passar em vez de tentar resolvê-lo ou falar sobre ele. Houve um período em que tentar lutar contra ou "resolver" a situação apenas aumentou o sentimento? O que você acha que aconteceria se aceitasse seus sentimentos como são e só permitisse a eles vir e ir embora?

O que estou experimentando agora será menos poderoso nos próximos segundos, minutos, horas e dias da minha vida. Não posso me sentir da mesma maneira para sempre.

RESPIRAÇÃO PROFUNDA

A respiração profunda tem a capacidade de mudar a nossa química sanguínea e estimular o relaxamento. O bacana sobre respirar é que você não precisa de nenhum equipamento. A respiração profunda lhe dá o combustível, o tempo e a oportunidade de reduzir sintomas físicos da ansiedade e o reenergiza para seguir em frente.

1. Registre o grau de sua ansiedade numa escala de 1 a 10 (consulte a página 13).

2. Encontre um local confortável, sente-se e programe cinco minutos em um cronômetro com um alarme suave.

3. Inspire lentamente pelo nariz durante três ou mais segundos, permitindo que a respiração encha a barriga. No final da inspiração, faça uma pausa por um momento (menos de um segundo).

4. Expire pelo nariz durante, pelo menos, três segundos.

5. Repita essa respiração até soar o alarme do cronômetro.

6. Ao final, qual é o grau de sua ansiedade de acordo com a escala? Esperamos que seja um número mais baixo. Se pretender diminuí-lo ainda mais, repita os passos por mais cinco minutos.

Aumente sua consciência corporal

"Para experienciar a consciência incorporada, observe as sensações subjacentes que realmente lhe informam sobre como você se sente."

—Peter Levine e
Maggie Phillips

Por fazer parte do sistema de estresse do corpo, em geral a ansiedade aparece na forma de sintomas físicos, tais como pressão no peito, falta de ar ou alteração da temperatura em alguma parte do corpo. Essas sensações físicas podem influenciar seu estado emocional e exacerbar sua ansiedade. Reconhecer, nomear e ter conhecimento dessas sensações fomenta sua consciência corporal e lhe dá ferramentas para cuidar da saúde física e tratar os sintomas quando surgirem.

O sono é importante para sua habilidade de enfrentar a ansiedade. Estar mais consciente da sua relação com o sono pode ajudá-lo a identificar formas de melhorar os seus hábitos de dormir (consulte o exercício da página seguinte para obter orientação). Escreva sobre seus hábitos de sono aqui.

Como você tem dormido estes dias?

_____

_____

Quantas horas você dorme geralmente? Essa quantidade de horas de sono lhe parece boa?

_____

_____

Você adormece facilmente? Se não, por quê?

_____

_____

_____

Quantas vezes você costuma acordar durante a noite? Quanto tempo geralmente leva até adormecer?

_____

_____

Em uma escala de 1 a 10, quão descansado se sente quando acorda?

_____

A PROGRAMAÇÃO DO SONO

Uma boa noite de sono pode aumentar o seu humor ao longo do dia e ajudá-lo a gerenciar a ansiedade. Às vezes, fazer a mesma coisa toda noite por duas semanas antes de ir para a cama pode ajudar a preparar o corpo para entrar no período de descanso e estabelecer hábitos de sono saudáveis. O primeiro passo é desligar todas as telas (o que inclui telefones, *tablets*, *notebooks* e televisores) duas horas antes de se deitar para dormir. O resto é com você. Nessa janela de duas horas, tente fazer exatamente as mesmas coisas todas as noites. Por exemplo, depois de desligar todas as telas, talvez você possa:

- 1 hora e 50 minutos antes de deitar: ler
- 1 hora antes de deitar: tomar um banho
- 30 minutos antes de deitar: preparar e tomar um chá descafeinado
- 5 minutos antes de deitar: praticar a respiração profunda (consulte a página 22)

Anote a sua rotina de pré-sono e a experimente por duas semanas. Observe quais benefícios surgem.

- 2 horas antes: desligar todas as telas

Aumente sua consciência corporal 27

Tire um momento para verificar seu corpo. Você percebe as sensações das quais normalmente não está ciente? Se você tiver estresse crônico, é provável que não esteja em contato com o próprio corpo tanto quanto poderia. Quais são os seus principais fatores de tensão? Como eles afetam seu funcionamento? Que mudanças simples você poderia ter no cuidado de seu corpo em meio ao estresse?

SORRISO SUTIL

Sorria, mesmo que não acredite que isso possa "enganar" o cérebro e fazer você se sentir melhor sobre o que está acontecendo. Tente isso agora e sempre que se sentir ansioso. Como o sorriso é sutil (quase sorrateiro), você pode praticá-lo até mesmo em público.

1. Observe sua expressão facial. Está carrancudo? Tenso? Seu olhar está estreito ou semicerrado? Talvez sua expressão esteja perdida agora.

2. Relaxe lentamente a tensão na testa se notar alguma. Permita que se desenrugue.

3. Relaxe os músculos à volta dos olhos. Deixe-os suaves e atentos.

4. Relaxe as bochechas e os músculos do queixo.

5. Devagar, desenhe os cantos da boca num sorriso sutil e mantenha-o por um momento.

6. Se estiver sozinho, ou se fizer sentido fazer isso em um grupo, diga "Olá". Sua saudação vai soar mais alegre, pois o simples ato de sorrir engana as redes neurais do cérebro a pensar que tudo está bem.

O uso de substâncias como álcool, *cannabis*, nicotina e até cafeína pode ter um efeito negativo no corpo e, portanto, nas suas emoções e níveis de estresse. Se já as utilizou, como cada uma dessas substâncias o afeta? Por exemplo, algumas podem relaxá-lo e outras podem energizá-lo. O que você está tentando mudar sobre seu corpo quando as usa? Você luta contra alguma dessas substâncias? Como sente sobre contatar um profissional de saúde mental ou procurar um programa de 12 passos para ajudá-lo?

Mesmo que pareça afetar apenas o cérebro, a preocupação excessiva pode estar esgotando você fisicamente. Escreva sobre um momento em que se preocupar com uma situação afetou sua habilidade de responder fisicamente a ela da maneira como gostaria. Como poderia fazer diferente no futuro?

VARREDURA CORPORAL

O exercício de varredura corporal pode ajudar você a equilibrar seu corpo. Quando você sabe qual parte de seu corpo sofre com a ansiedade, está mais bem preparado para lidar com ela. Enquanto faz a varredura, permaneça presente na experiência e pratique a aceitação de todas as sensações que surgirem.

1. Sente-se ou deite-se confortavelmente, feche os olhos e respire fundo.

2. Mude o foco de forma consciente e deliberada para a cabeça. Há alguma tensão ou desconforto? Se sim, concentre sua atenção nela, respire e imagine a tensão ou o desconforto saindo de seu corpo por meio da respiração.

3. Repita o passo 2 para cada parte do corpo, até chegar aos dedos dos pés.

Os seus músculos ficam tensos quando você fica ansioso?
Se sim, que partes do seu corpo são mais afetadas? Quão tensas
elas ficam? Quão consciente dessa tensão você costuma estar?
O que você faz para aliviá-la?

*"Você não pode parar as ondas,
mas pode aprender a surfar."*

– Jon Kabat-Zinn

Às vezes, pode ser difícil rotular ou descrever a ansiedade. Como seu corpo reage ou se move quando você está ansioso? Se sua ansiedade fosse visível, como uma rocha ou a neblina, que forma ela teria? Como o peso dela afetaria seu corpo?

A agitação pode ser um sintoma de ansiedade, tornando difícil permanecer em um lugar e manter o foco. O que estava acontecendo ao seu redor da última vez que você ficou agitado? Descreva como se sentiu e como a agitação se resolveu. Você fez alguma coisa, ou não tomou nenhuma atitude?

Sou humano. Não importa como eu me sinto em determinado momento, não sou melhor nem pior do que qualquer outra pessoa.

CANTE!

Assim como a respiração profunda, cantar em voz alta é uma excelente forma de estimular a parte do sistema nervoso que o acalma e relaxa. Quando você experimenta sintomas físicos de ansiedade, tente cantar. Quanto mais vezes você estimular essa parte do sistema nervoso, mais relaxado ficará.

1. Escolha uma música que você ame.
2. Reserve cinco minutos ou o tempo da música para cantar.
3. Encontre um lugar para cantar onde você não se sinta tímido, como o quarto ou o chuveiro.
4. Quando estiver pronto, coloque a música para tocar e cante. Quando a música terminar, observe como sente seu corpo.

Quando você escolhe ignorar o que está acontecendo porque a situação o deixa ansioso, ficar atento ao momento pode ser a última coisa que queira fazer. Escreva sobre uma situação em que o tempo pareceu passar mais rápido ou mais lentamente do que gostaria. O que você poder fazer no futuro para se preparar para determinado "momento" e ter uma experiência mais rica?

Nosso corpo foi concebido para se movimentar, quer seja no quarteirão, quer seja subindo um lance de escadas. Quantas horas por dia você fica parado? Quantas horas por dia você se move e/ou faz atividade física? Como a falta de movimento afeta seu corpo? E quanto à atividade física? Que efeito ela tem em seu estado de espírito?

Engajar-se na atividade física pode fazê-lo se concentrar no próprio corpo e ativar partes do cérebro que ajudam a aliviar a ansiedade. Como você normalmente se sente após a atividade física? Quais exercícios melhoram seu estado de espírito? Talvez seja caminhar com seu cachorro ou dançar na sala de estar. Quando você fará isso novamente? Programe-se.

Ajustar o sentido do tato pode ajudá-lo a se acalmar quando os sintomas físicos da ansiedade começam a sufocá-lo. Que texturas você gosta de tocar? Por que gosta delas? Você pode levar em seu bolso algo com essa textura e tocá-lo quando precisar relaxar.

O CUSTO DA CARGA

Carregar emoções fortes e não trabalhadas, como vergonha, culpa ou raiva, pode sugar a energia física do corpo. Este exercício vai ajudá-lo a experimentar como seria se suas emoções fossem um objeto que você pode ajustar.

1. Encontre um objeto com algum peso, como um livro, um jarro de água ou um pesinho de academia.

2. Respire fundo e observe seu corpo, da cabeça aos dedos do pé, antes de pegar o objeto.

3. Pegue o objeto de forma lenta e cuidadosa. Segure-o até sentir alguma fadiga.

4. Antes de soltá-lo, observe novamente as sensações em seu corpo.

5. Coloque-o no chão e observe o alívio e a restauração que você sente ao soltar o peso.

Como você sentiu seu corpo enquanto segurava o peso? E um pouco antes de soltá-lo? De que forma sentimentos fortes que também pesam podem estar lhe causando desconforto?

**Eu não sou meus pensamentos, sentimentos ou sensações.
Eu sou** _____.

(seu nome)

Sou distinto de meus pensamentos, sentimentos e sensações.

SEÇÃO

II

Comportamento

A ansiedade geralmente resulta em dois padrões principais de comportamento: esquiva e fuga. No caso de perigo real, fugir faz sentido. Mas, quando sua vida não está em risco, evitar ou escapar de seus gatilhos pode limitar suas experiências na vida. Embora possa ser bom fugir ou evitar certas situações em determinado momento, esses padrões podem realmente aumentar a ansiedade ao longo do tempo.

Em "Evite a fuga", por meio de instruções e exercícios, você explorará artimanhas pelas quais sua ansiedade o leva a pensar que precisa fugir ou evitar gatilhos. Depois, em "Aceite a ansiedade", você começará a ver sua ansiedade de uma perspectiva imparcial e, dessa forma, talvez aprenda a aceitá-la.

Evite a fuga

"Ontem eu fui esperto e tentei mudar o mundo. Hoje, sou sábio, por isso estou mudando a mim mesmo."

— Desconhecido

Embora seja natural evitar aquilo que pode nos causar danos, os gatilhos da ansiedade que resultam em padrões de fuga geralmente não representam uma ameaça real. É fundamental saber como os comportamentos de prevenção afetam sua vida para que possa aprender a abordar o desconforto e aumentar a sua tolerância à incerteza. Isso pode ajudar a frear seus comportamentos de fuga assim como reduzi-los de modo que possa viver uma vida mais plena.

Evitar situações ou sentimentos que o fazem sentir mal pode trazer um alívio temporário, mas não enfrentar os problemas pode fazê-lo se esquivar ainda mais deles. Ao longo do tempo, esse ciclo de fuga pode tornar-se um hábito inconsciente. Tire um momento para refletir sobre seus padrões de fuga. O que você tem evitado que lhe causa problemas apenas a longo prazo? Eis algumas pistas de que tem fugido de algo importante ou com significado para você:

- Dizer que você fará algo mas não seguir adiante.

- Procrastinar: prorrogar uma tarefa para o dia seguinte e, então, para o dia seguinte... e para o dia seguinte.

- Racionalizar, justificar e desculpar-se por não ter conseguido fazer algo. ("O meu despertador não me acordou.")

- Desperdiçar energia/tempo em pensamentos triviais, tarefas e interações como uma maneira de distrair-se do que deve ou precisa fazer.

- Dizer frequentemente a outras pessoas ou a si mesmo que não se sente bem fisicamente e é por isso que não pode fazer algo.

Reagir à ansiedade se esquivando pode ser uma resposta natural a emoções indesejadas e não significa que você seja fraco ou "mau". É, entretanto, uma reação prejudicial que impacta negativamente sua vida. Descreva como se sente emocionalmente quando tem o impulso de reagir por meio da fuga.

Sinais físicos como náusea, agitação, sudorese ou coração acelerado podem convencê-lo de que deve ficar longe de algo para se manter seguro. Quando quer evitar algo, que sinais você identifica? Que perigo está enfrentando, se houver algum? Se você continuar assim, apesar dos sinais, o que pode acontecer?

ESCOLHA O SEU RITMO

Às vezes, simplesmente estar ciente do próprio corpo é o bastante para mudá-lo. Isso inclui os princípios básicos, como o seu batimento cardíaco. Sempre que quiser ficar calmo, respire fundo e tente o seguinte:

1. Para encontrar seu pulso, coloque os dedos indicador e médio de sua mão dominante no pulso da outra mão virada para cima, abaixo do polegar.

2. Ao sentir seu pulso, observe com atenção o ritmo de seus batimentos. Não conte.

3. Ao longo dos próximos minutos, imagine que a batida está ficando mais lenta. Não há nada a provar, por isso, apenas imagine.

4. Após alguns minutos, verifique seu corpo. Como se sente?

O que está acontecendo dentro
e fora de mim são experiências
completamente diferentes.
O exterior não sabe o que está
acontecendo no interior, a
menos que eu conte a alguém.

Que situações ou cenários você evita para que se sinta melhor? Quais benefícios você tem em fazer isso? Quais são as desvantagens? Escolha algo que tende a evitar e descreva o melhor e o pior cenário do que poderia acontecer se você enfrentasse essa situação apesar da ansiedade.

Como o cérebro quer manter o corpo seguro, ele pode associar algo inócuo a algo perigoso porque podem parecer semelhantes. Um grupo de pessoas correndo em direção a você pode parecer ameaçador, mas não se você estiver na linha de chegada de uma corrida. Às vezes, o cérebro relaciona coisas assim. Você consegue pensar em situações comuns que talvez seu cérebro perceba como perigosas por causa dessas associações falhas? Liste as situações que vierem a sua mente.

"Evitar o perigo não é mais seguro a longo prazo do que expor-se a ele diretamente. Os medrosos são pegos tão frequentemente quanto os corajosos."

– Helen Keller

Por vezes, o cérebro detecta que estamos em perigo real e pode desencadear uma resposta pré-programada de luta ou fuga. Você já esteve em uma situação em que teve que fugir de um perigo ou lutar para se proteger? Que sensações vivenciou? O que você fez? Se confrontado com uma situação semelhante no futuro, o que poderia fazer diferente?

Se a resposta de luta ou fuga falhar, você pode congelar ou bambear. Isso pode ser chamado de "imobilidade tônica" (também conhecido como fingir-se de morto). Embora não pareça que você está ativamente evitando ou fugindo de uma situação, você ainda está verificando a situação. Você já ficou imobilizado pela ansiedade? Se sim, descreva um momento em sua vida em que isso tenha ocorrido. As coisas teriam sido diferentes se você tivesse agido? Que medidas você pode tomar no futuro caso seus sentidos o imobilizem?

Somos animais sociais, que podem tornar a ansiedade, em certas situações, especialmente difícil de enfrentar. Imagine que você esteja em uma reunião e se sentindo ansioso. Em vez de se afastar para um canto distante ou não ir ao compromisso, quais são as três perguntas que você poderia fazer a alguém que acabou de conhecer? Quais são as três coisas interessantes que você poderia compartilhar sobre si mesmo com esse alguém? Como se sentiria em um bate-papo?

Ao interagir com outra pessoa, os sintomas físicos da ansiedade, como mãos trêmulas ou palmas suadas, podem deixá-lo apreensivo e afastá-lo dali, porque você tem receio de que ela os perceba. Isso pode aumentar seu desconforto, fazendo-o desculpar-se cedo demais (ou seja, fugir). Isso já aconteceu com você? E se a outra pessoa nem ao menos notou seus sintomas? Descreva como essa interação poderia ter sido diferente.

IMAGINE UM CENÁRIO

Use este exercício de visualização para saber o que você pode ganhar se afastar a ansiedade.

1. Pense em algo que importa para você, mas que tenha evitado ou negligenciado por causa da ansiedade e do medo. Imagine os detalhes. Desenhe a cena em sua mente.

2. Tente evocar o que você sentiria se se aproximasse daquilo de que tem medo. Observe as dicas físicas. Você sente seus batimentos cardíacos se acelerarem ou um frio no estômago? Lembre-se de que está seguro; está apenas imaginando.

3. Imagine agora que aquilo de que tem medo continua com você até que o deixe em completa inação, e imagine como você se sentiria se isso acontecesse. O que você ganharia com isso?

Pense em uma situação importante que você tem evitado porque o deixa ansioso. Descreva-a brevemente utilizando termos reais, como "pedir um aumento ao meu chefe":

Agora, pense em quatro passos para que possa trabalhar para chegar a isso. Vamos usar um exemplo simples:

- Passo 1: "Na segunda-feira, pensar no meu chefe por três minutos e repetir para mim mesmo: sou uma pessoa segura".

- Passo 2: "Na terça-feira, fazer contato visual e dizer olá ao meu chefe".

- Passo 3: "Na quarta-feira, fazer uma pergunta ao meu chefe relacionada com o trabalho".

- Passo 4: "Na quinta-feira, perguntar ao meu chefe se podemos agendar uma hora para conversarmos na próxima semana".

- Objetivo: "Pedir um aumento ao meu chefe".

Seus passos provavelmente serão mais complicados e poderão tomar mais tempo. Crie agora um plano de quatro passos para abordar uma situação que tem evitado:

_____

_____

_____

_____

_____

_____

_____

Objetivo:

_____

_____

A atenção plena me traz para o momento. O momento é o lugar em que eu experimento a vida em sua plenitude. Eu escolho viver, não apenas existir.

Uma fobia é uma ansiedade intensa em relação a uma experiência particular – por exemplo, fobia de aranhas ou cobras ou medo de multidões ou altura. Você tem alguma fobia? Se sim, é diferente de sua ansiedade usual? Descreva o que você acha que pode acontecer se passar por essa situação. Você está disposto a dar uma chance a si mesmo de descobrir se o seu receio irá realmente acontecer? Se sim, como seria? A quem poderia recorrer para ajudá-lo a lidar com isso?

A longo prazo, esquivar-se gera ainda mais ansiedade. Tenha em mente que o problema não é a ansiedade em si, mas como você responde a ela. Descreva uma situação que geralmente evita. Se você evitar essa situação, que outras situações também poderá evitar no futuro? Por exemplo, se fica muito ansioso para ir ao refeitório no trabalho, também evitará o piquenique da empresa, reuniões de negócios e convenções? Que oportunidades você perderia?

Descreva um momento em que você teve um pressentimento ou intuição (em outras palavras, em que sua ansiedade estava lhe dizendo para ficar alerta) e, por fim, percebeu que estava certo. O que aconteceu? Que consequência provavelmente evitou? Por exemplo, talvez você tenha evitado uma reunião com uma pessoa que você descobriu, mais tarde, que tinha más intenções.

AÇÃO OPOSTA

Quando vivenciamos determinado sentimento (irritação ou timidez, por exemplo), o corpo responde comunicando-o rapidamente ao mundo exterior. Por exemplo, a raiva pode fazer uma pessoa ficar carrancuda, mostrar os dentes e fechar os punhos. A timidez pode fazer uma pessoa se afastar.

Esses poderosos estados de espírito podem deixá-lo inseguro, provocando o comportamento de prevenção que pretende mudar. Para controlar seu humor de modo a seguir em frente, apesar da ansiedade, tente agir de forma diferente, a fim de causar um curto-circuito nessas potentes redes mentais.

1. Visualize-se ansioso. Observe detalhadamente sua expressão facial e postura corporal.

2. Trabalhe o oposto dessa expressão e postura. Por exemplo, se você está retraído, fique em pé e olhe para a frente; se você está curvado ou desviando o olhar, dê um pequeno passo para a frente ou levante o corpo; se seus olhos estiverem semicerrados, abra-os; se estiver franzindo a testa, abra um sorriso.

3. Pense em uma situação que normalmente lhe causa ansiedade. Quando ela estiver clara em sua mente, reposicione lentamente seu corpo na ação oposta. Você também pode fazer isso de forma sutil ao enfrentar uma situação real.

Aceite a ansiedade

"Nem tudo o que enfrentamos pode ser mudado, mas não podemos mudar nada antes de enfrentá-lo."

– James Baldwin

A aceitação pode ser a primeira etapa para tratar a ansiedade. A aceitação lhe diz que, naquele momento, é esse sentimento que o corpo está experimentando. Nós reconhecemos que essa é a realidade. Isso não significa que acontecerá *novamente*, mas é verdade *naquele* instante. Em vez de julgar ou tentar apagar esse sentimento, assuma simplesmente que ele existe. Tente manter-se consciente sempre que aceitar a ansiedade ou outros sentimentos.

Por mais que gostemos da ideia de ter uma máquina do tempo, a verdade é que não podemos mudar o que aconteceu no passado – só podemos ressignificar nossa percepção a respeito. Pense em algo que lhe aconteceu no passado e que deseja mudar. Ciente de que não consegue mudar, como a aceitação pode ajudá-lo a seguir em frente?

Embora possa ser difícil aceitar emoções dolorosas, as consequências de não tê-las aceitado até agora ultrapassam a dor de enfrentar o que quer que esteja realmente sentindo. Escreva alguns exemplos em sua vida em que não aceitar seus sentimentos lhe trouxe somente mais emoções negativas. Você ficou mais ansioso? Causou-lhe um espiral de energia emocional gasta em vão? Bloqueou sua alegria e seu contentamento? Enquanto reflete sobre isso, seja honesto consigo mesmo e reconheça o principal sentimento que você tende a evitar e que lhe traz mais consequências – tristeza, raiva, ansiedade, culpa, vergonha, frustração, alegria.

OBSERVE, DESCREVA, EXPERIENCIE

A atenção plena, que você pode praticar em qualquer lugar e em qualquer momento, geralmente envolve três etapas: observar, descrever e experienciar. Estar ciente do que está acontecendo no momento pode lhe dar pistas dos gatilhos de ansiedade que seu cérebro pode notar, mas você não (a cor de um quarto ou um ventilador girando, por exemplo). Quando você está ciente do momento, é capaz de se certificar de que está seguro e de que as "ameaças" são inofensivas. Quanto mais agir dessa forma, mais apto estará para perceber e aceitar o que se passa à sua volta.

1. Respire profundamente algumas vezes para se concentrar e se recordar de que só é possível fazer verdadeiramente uma coisa por vez. Agora mesmo, você está respirando.

2. Observe a situação à sua volta. Use os cinco sentidos para determinar o que nota. O que escuta? Que cheiro sente? O que você vivencia, sente e vê? (Tome um minuto ou mais para isso quando começar a praticar.)

3. Então, descreva ou mostre o que observa. Em termos objetivos, descreva a si mesmo o que observou. Por exemplo: "A xícara é redonda. É lisa de um lado e áspera do outro. Estou em uma sala com seis lados, quatro paredes, um piso e um teto. Não sinto nenhum cheiro. Ouço um zumbido".

4. Agora que você sabe o que há a sua volta, tente viver essa realidade respondendo às coisas à medida que ocorrem – e não com base no que deveriam ser. Viva essa realidade como se dançasse uma música. Mesmo que uma música seja nova para você, é possível pegar a batida e seguir o ritmo dela.

Obrigado pela contribuição, cérebro. Estou focado agora mesmo. Aprecio que me mostre o passado e um potencial futuro.

Você provavelmente já ouviu falar: "O presente é chamado de presente porque é um presente". É apenas no momento atual que podemos agir e fazer alguma mudança. O passado é simplesmente uma cadeia de momentos no presente que, no final, acabam se tornando memórias. Descreva como se sente com essa ideia e, não importa o que venha à sua mente, pratique aceitar esses sentimentos.

Temos sempre três opções em uma situação: 1) não fazer nada, 2) mudá-la ou 3) aceitá-la. Descreva três momentos distintos em que escolheu uma dessas opções em relação à sua ansiedade. Que diferenças notou entre esses momentos?

Eu só tenho controle sobre mim e minhas ações. Aceito que não posso controlar os outros ou as ações deles.

Você já assistiu a algum filme em que o herói cai em areia movediça? Em vez de lutar, ele precisa se deitar e se esticar para evitar ser sugado. Em sua vida, o que você consideraria "areia movediça"? Como lutar piorou a situação? Qual é sua versão pessoal para o "deitar e se esticar"?

Nem todas as distrações são comportamentos a evitar. Às vezes, distrair-se pode ser um desvio útil até que você esteja pronto para enfrentar a ansiedade novamente. Que tipos de distrações funcionam para você? Descreva como se distrair é diferente de se esquivar.

Aceitar a ansiedade não significa que você permite que ela o controle. Nem mesmo quer dizer que você gosta do que está se passando em determinado momento. Se há uma situação específica que esteja evitando, talvez seja algo de que não goste. Aceitar que ela talvez seja desconfortável ou assustadora pode ajudá-lo a seguir em frente. Imagine o pior cenário e descreva como acha que se sentiria. Em seguida, viva-o e volte para cá. O pior cenário aconteceu?

ESTEJA ATENTO AOS JULGAMENTOS

Torne-se ciente dos julgamentos em seus pensamentos, não importa a dimensão deles. Julgar algo é o oposto de aceitar. Notar essa diferença vai ajudá-lo a começar a exercer a aceitação com mais frequência.

1. Pegue uma folha de caderno ou um papel de tamanho semelhante e um lápis ou caneta. Divida a folha em duas colunas. Nomeie uma coluna como "Avaliação" e a outra como "Deveria". Mantenha-a à mão ao longo do dia.

2. Observe quando pensa ou diz palavras sobre uma situação, tais como "horrível, pior, bom, melhor, ótimo". Por exemplo: "Isso poderia ser melhor". Então, faça um tique na coluna "Avaliação" quando você pensar na palavra e dois tiques se você a disser em voz alta.

3. Observe quando você pensa ou diz "deveria" ou "não deveria". Por exemplo: "Eu não deveria me sentir dessa forma". Se isso acontecer, marque uma vez a coluna "Deveria" quando pensar na palavra e duas vezes se você a disser.

4. No final do dia, quantas vezes você julgou alguma coisa? Como esses julgamentos podem influenciá-lo? Como a avaliação e a aceitação de algo que apenas existe faz você se sentir melhor?

Reviver experiências negativas passadas pode ser um hábito difícil de perder. Manter um registro de eventos positivos todos os dias pode ser útil para mudar esse padrão. Quando aceitar que tudo talvez não tenha ocorrido da forma como você imaginava, descreva três ou mais experiências positivas que você teve hoje. Gostaria de fazer isso diariamente? Como a releitura dessas experiências positivas poderia ajudá-lo em algum momento futuro?

Se bater o arrependimento, talvez você esteja julgando a si mesmo por contrariar um de seus valores. Valor é aquilo que dá significado à nossa vida – saúde, beleza, família, comunidade etc. Por exemplo, se você valoriza a verdade, talvez se arrependa de dizer uma mentira. Quando você aceita que o passado é o que é e nada que fizer irá alterá-lo, aprenderá com o que aconteceu e usará isso para basear suas escolhas futuras. Liste alguns dos seus valores. Se tiver dificuldade, faça uma pesquisa na internet por "valores essenciais" e determine quais deles você compartilha. De que forma a vivência dos seus valores poderia beneficiá-lo?

"A vida é uma série de mudanças naturais e espontâneas. Não resista a isso, pois só lhe causará tristeza. Deixe a realidade ser realidade. Permita que as coisas fluam naturalmente, seja como for."

– Lao Tzu

A ansiedade diminui da mesma forma que aumenta – passo a passo e continuamente. Pense em algo que você de fato faria se não fosse ansioso. Eis um exemplo: "Fazer uma longa viagem de carro com bons amigos". Pense também em uma situação que causa ansiedade. Liste todos os motivos. Poderia ser "excesso de trânsito", "estar num espaço apertado", "não ter acesso a um banheiro" e "estar longe de casa".

Agora, crie cenários por meio dos quais você possa praticar experimentando cada uma dessas situações de forma independente, a fim de aumentar sua tolerância. Por exemplo, saia de casa no horário de pico do trânsito e enfrente o tráfego, assista a um filme numa cadeira confortável de encosto reto (que pode ter o mesmo tempo de viagem, entre uma parada e outra), observe quanto tempo você aguenta antes de precisar ir ao banheiro, enquanto observa a viagem da janela do carro, e pratique ficar longe de casa por um fim de semana.

Com a repetição e um objetivo em mente, a sua tolerância ao desconforto associado a cada gatilho de ansiedade irá aumentar aos poucos e você estará mais apto a aceitar que, embora haja algum incômodo, uma viagem divertida vale a pena.

Aceite a ansiedade 87

O que pode acontecer se você se expuser a uma situação que tem evitado ou da qual vem se esquivando? Escreva uma história sobre o pior cenário em detalhes:

Agora, escreva uma história sobre o melhor cenário, em que você controla seus pensamentos, sentimentos e comportamentos, apesar de sentir-se ansioso:

Concentrar-se nos sentimentos positivos do melhor cenário irá ajudá-lo a mudar o foco de evitar e se esquivar para a aceitação e uma experiência de vida mais completa.

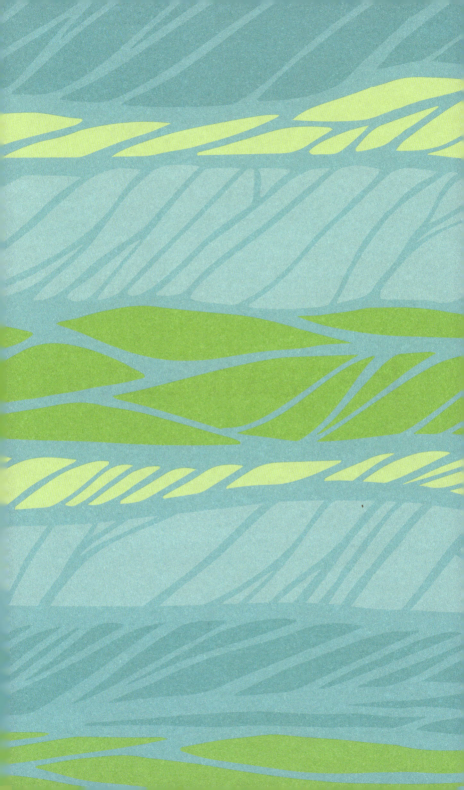

SEÇÃO

III

Pensamentos

Os adultos frequentemente baseiam os comportamentos nos pensamentos e não nos impulsos. À medida que envelhecemos, aprendemos a adiar a recompensa, a, evitar a impulsividade e a planejar. Por isso, é perfeitamente natural pensar no futuro e fazer previsões sobre o que está por vir. No entanto, esse processo natural torna-se um gatilho de ansiedade quando a previsão é sempre uma desgraça, desastre ou catástrofe.

O desconhecido não precisa desencadear a ansiedade, nem o passado. Em "Separando pensamentos da realidade", você explorará a diferença entre pensamentos e fatos. Depois, em "Reescrevendo a própria narrativa", você terá a oportunidade de ver o seu passado, presente e futuro através de uma nova lente.

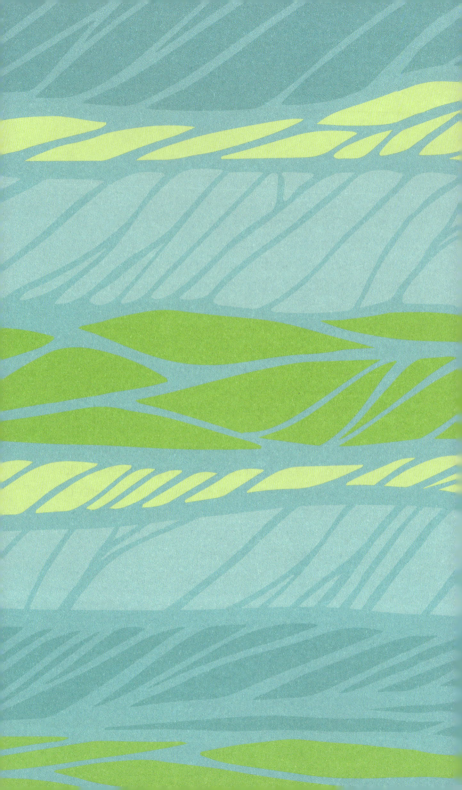

Separe pensamentos da realidade

"Se um problema tem solução, se uma situação permite que você faça algo a respeito, então não há necessidade de se preocupar. Se não há solução, não faz sentido se preocupar. Não há qualquer benefício nisso."

−14º Dalai Lama

Será que um pensamento pode causar ansiedade? Certamente. Além disso, como o pensamento utiliza a nossa voz interna, ele conta com uma autoridade que outros estímulos não têm. Muitas vezes, esse é o motivo pelo qual a ansiedade pode rapidamente crescer além de uma única preocupação e contaminar nossa perspectiva geral. É importante lembrar que os pensamentos não são fatos e que nem sempre devemos acreditar no que pensamos. A habilidade de separar nossos pensamentos do que está realmente acontecendo ou do que é provável que aconteça é uma ferramenta poderosa para combater a ansiedade.

Quando você começa a separar os sentimentos de seus pensamentos, pode ser útil saber que os pensamentos muitas vezes são representados por frases com muitas palavras, enquanto os sentimentos com frequência se traduzem em apenas uma. Às vezes, as pessoas me dizem que se sentiam "como se estivessem chorando" ou "como se quisessem sair" de uma situação. Esses são ótimos exemplos de pensamentos. Dizer que se sentiu "cansado" ou "ansioso" são exemplos de sentimentos. Não há problema algum em perceber a sensação ou o pensamento primeiro. O que você sente antes? Dê alguns exemplos. O que parece mais poderoso para você?

Os pensamentos levam aos sentimentos. Escreva três pensamentos e os respectivos sentimentos que eles causaram em você. Avalie a força com que cada sentimento lhe afetou em uma escala de 1 a 10 (1 como sendo fraco e 10 extremamente forte) e anote.

Quando somos afetados pela ansiedade, nossos pensamentos parecem totalmente reais. Na verdade, a mente ansiosa não é muito boa em diferenciar o real do irreal. Na terapia cognitivo-comportamental (TCC), esse cenário é conhecido como distorção cognitiva. Eis alguns vieses comuns que nossa mente é propensa a aceitar e que intensificam a ansiedade.

- **Pensamento tudo ou nada:** todas as coisas são boas ou todas as coisas são ruins; ou você é perfeito ou é um fracasso.

- **Catastrofismo:** você olha para o futuro com negatividade arrebatadora e previsão de desastre em vez de possibilidades mais realistas.

- **Rotulação:** você aplica um rótulo fixo e geral em si ou em terceiros sem incluir contexto ("sou perdedor", "sou mau", "sou inadequado", "sou um fardo").

- **"Poderia" e "deveria":** você tem expectativas rígidas sobre como poderia ou deveria agir e, quando essas expectativas não razoáveis não são atingidas, você prevê consequências horrorosas.

Com qual dessas distorções você mais se identifica? De que forma você as experimentou? Como elas poderiam tê-lo impedido de ver a realidade sobre si mesmo ou sobre uma situação?

ATRIBUA UM NOME A ESSA DISTORÇÃO

Na seção anterior, você aprendeu os termos da TCC para pensamento distorcido. Para tornar isso mais pessoal, dê a essas distorções um apelido inteligente. Use os apelidos para lembrar quando seus pensamentos estiverem distorcendo a realidade. Eis algumas ideias:

- Pensamento tudo ou nada poderia ser "ganhar ou perder!"
- Catastrofismo poderia ser "Espere o pior porque está quase lá!"
- Rotulação poderia ser "Está escrito na testa!"
- "Deveria" poderia ser "Do meu jeito ou nada feito!"

A partir desses exemplos, indique alguns termos alternativos dos quais você cconseguirá se lembrar e que talvez o façam rir para melhorar sua capacidade de reconhecer quando as distorções cognitivas estiverem agindo.

Às vezes, o cérebro nos mostra acontecimentos passados que nos permitem decidir o que "deveríamos" ou "não deveríamos" ter feito. Você sempre tem esse pensamento? Que eventos passados seu cérebro tende a relembrar e qual a sua sensação a respeito? Para ajudar, escolha um evento e anote três pontos positivos que ocorreram com base na atitude que você tomou.

DESAFIE O PENSAMENTO TUDO OU NADA

O cérebro pensante parece amar o pensamento tudo ou nada. Na verdade, o mundo raramente é preto ou branco. Em geral, há muito mais tons de cinza entre essas cores. Este exercício pode ajudar você a entender melhor.

1. Lembre-se de alguma preocupação com o seu futuro, como "Vou perder meu emprego porque não vou dar conta de tudo".

2. Faça um pequeno ponto no lado esquerdo do quadro da página seguinte e escreva o pensamento logo abaixo dele. Acima do ponto, escreva "Pior cenário".

3. Pense no extremo oposto (melhor cenário). Para o exemplo dado, poderia ser "Vou ganhar uma promoção porque vou arrasar".

4. Faça outro ponto no lado direito do quadro da página seguinte. Escreva o pensamento oposto abaixo dele e "Melhor cenário" acima.

100 CALMA: WORKBOOK

5. Trace uma linha entre esses pontos. Desenhe um ponto na linha exatamente entre os dois pontos.

6. Agora, escreva um pensamento acima dele que reflita ambos os pontos A e B como verdadeiros ou falsos. Por exemplo, aqui podemos escrever: "Vou ter um bom desempenho no projeto e manter meu emprego". Se gostar, acrescente um motivo, como "porque isso é muito mais provável de acontecer do que o melhor ou o pior cenário".

Eu adorava os quadrinhos *E se?* da Marvel Comics quando criança. Eles exploravam como as coisas poderiam ter sido diferentes no Universo Marvel se determinados eventos históricos tivessem ocorrido de outra forma. Você tem suas próprias histórias "e se" em mente? Descreva algumas delas e como afetam você.

Muitas vezes os cenários "e se?" terminam com algum acontecimento ruim, como "E se eu plantar uma árvore aqui e ela cair em cima da minha casa?". E, no cenário imaginado, isso acontece. Alguns especialistas acreditam que esse tipo de pensamento nos ajudou a sobreviver nos tempos pré-históricos, mas atualmente pode interferir em uma vida livre de ansiedade. Escreva três dos seus principais "e se?" e os transforme em declarações positivas. Para o exemplo da árvore, talvez você possa dizer: "A árvore crescerá bem nesse local e permanecerá saudável e segura durante muitos anos".

"Pare de pensar e resolva os seus problemas."

– Lao Tzu

Você pensa de forma catastrófica supondo que o pior de fato acontecerá? Quando você cai na areia movediça da ansiedade, os pensamentos de preocupação podem parecer aguçados e razoáveis. Os hormônios do estresse são liberados, a ansiedade aumenta e fica difícil distinguir o provável do possível. Você pode aliviar a sua ansiedade com a "descatastrofismo". Tente fazer isso: descreva o pior cenário possível que poderia ocorrer após tomar uma decisão (por exemplo, "Se eu escolher o emprego errado, minha vida será horrível").

Agora, avalie a probabilidade de ocorrer esse cenário (por exemplo, "Mesmo que esse trabalho não seja o que eu gostaria, tenho 95% de certeza de que não será suficientemente ruim para tornar minha vida horrível").

Por fim, pense em como você lidaria com a situação se de fato isso acontecesse (por exemplo, "Caso eu descubra que o trabalho não combina comigo, começarei a me candidatar a outras vagas ou tentarei voltar ao meu antigo emprego").

O cérebro pode usar pensamentos repetitivos para nos manter em estado de alerta e preparados para agir ou buscar segurança. Há algum pensamento que lhe ocorre regularmente? Qual seria? Como você se sente quando tem esse pensamento? Pensar repetidamente sobre isso ajuda você? Caso contrário, desafie esse pensamento. Existe alguma distorção cognitiva? Em caso afirmativo, qual?

Quando se trata de pensamentos, esquivar-se (que você aprendeu que é um sintoma da ansiedade) pode soar como "Eu realmente não quero ir trabalhar" ou "Tudo o que quero fazer é voltar para a cama". Quais reflexões antecederam os pensamentos de esquivar-se de algo? Você está com medo de participar de alguma reunião? Explore profundamente os motivos por trás de quaisquer pensamentos que tentem convencer você a não fazer algo que precisa ou deseja fazer.

Às vezes, os pensamentos ansiosos podem se espalhar de um tópico para outro. Por exemplo, se eu me preocupo em ser roubado, mais tarde talvez eu comece a sentir ansiedade sobre em quais ruas eu poderia ser assaltado. Então, de repente posso começar a evitar todas as ruas, carros ou outras coisas que minha mente queira associar a esse cenário. Há algum pensamento que o deixa ansioso, mas você não tem certeza do motivo? Como isso poderia estar conectado a outra situação?

Ao tentar discernir o que é real, frequentemente precisamos saber o que é fato e o que não é fato. Por exemplo, é fato que alguns fios do meu cabelo são brancos. A afirmação "Cabelo grisalho faz com que as pessoas pareçam distintas" é subjetiva e, por conseguinte, não é um fato. Pense sobre uma situação recente em que um pensamento lhe causou desconforto. No que você pensou na ocasião? Anote os fatos da situação, bem como os pontos subjetivos.

Meus pensamentos querem apenas me proteger. Não posso prever o futuro. Só consigo saber o que está acontecendo agora, neste momento.

Qualquer pensamento que prediz um resultado negativo pode causar ansiedade. Às vezes, ele ajuda a fazer a previsão com eventos reais do mundo real. Por exemplo, se eu pensar "meu chefe gritará comigo se lhe disser que não cumpri a meta desta semana", tal pensamento poderia levar em conta quantas vezes meu chefe gritou comigo. Se a resposta for nunca, quais são as chances reais de que ele levante a voz para mim? Experimente isso com uma situação em que você está prevendo que acontecerá algo negativo. Compare o cenário com situações em que ocorreu o oposto. O que parece ser mais provável de acontecer?

LENDO MENTES

Não importa o quanto acreditamos que somos capazes de saber o que os outros estão pensando sobre nós, simplesmente não podemos ler a mente de outra pessoa. Eis uma brincadeira divertida para fazer com um amigo e pôr abaixo esse tipo de leitura de mente:

1. Pense numa imagem ou experiência. Mantenha-a em mente.

2. Peça a um amigo para adivinhar em que você está pensando. Não dê nenhuma pista. Se você estiver se sentindo generoso, permita três tentativas. Há uma boa chance de ele não ter a menor ideia ou errar totalmente.

3. Diga-lhe em que estava pensando e troquem os papéis. Deixe seu amigo pensar em algo para você tentar adivinhar o que é. É possível que você também erre totalmente ou fique muito longe de acertar.

4. Pergunte-se se ainda acredita que é possível saber no que as outras pessoas estão pensando se elas não lhe disserem.

Separe pensamentos da realidade 113

Quando pensamentos preocupantes estiverem aborrecendo você, é útil se questionar se há algo que possa fazer para aliviar sua preocupação ou se a situação só precisa se desenrolar. Essa é a diferença entre preocupações produtivas e improdutivas. Preocupar-se com uma tempestade iminente é improdutivo, a menos que precise se preparar para uma tempestade que esteja vindo em sua direção. Escreva algo com que você está preocupado e explore se isso é produtivo ou não.

Você já ouviu falar do termo "profecia autorrealizável"? É aqui que prevemos um resultado e, em seguida, advertidamente (ou inadvertidamente) tomamos atitudes para aumentar as hipóteses de que isso aconteça. Às vezes, o cérebro nos paralisa com pensamentos que, se não tomarmos qualquer ação, aumentarão as chances de um resultado negativo. Você já fez alguma profecia autorrealizável? Como você pode formular essa previsão de forma diferente da próxima vez e tomar atitudes com base nesses pensamentos para ajudá-lo em uma situação semelhante?

As crenças fundamentais são seus pensamentos centrais sobre si mesmo. Se a crença fundamental de alguém for "eu sou mau", ela pode acabar optando por apontar as próprias falhas em diferentes áreas da vida para provar a si mesma que é, de fato, uma pessoa má. As pessoas podem ter pensamentos como "sou um funcionário terrível", "sou um péssimo pai" ou "sou uma esposa ruim". Pense sobre as coisas negativas que você diz sobre si mesmo. Você pode identificar uma crença principal que reúne todas elas? Desmascare a crença central listando todas as evidências contrárias.

**Meus pensamentos são separados
de quem eu sou. Eu sou muito mais.**

Reescreva a própria narrativa

"Cada um de nós é uma vertente única na intrincada teia da vida e está aqui para dar uma contribuição."

– Deepak Chopra

Uma discussão sobre pensamentos estaria incompleta sem mencionarmos os pensamentos a respeito de si mesmo. Se você estiver sofrendo de ansiedade, o que você pensa pode ter a tendência de ser excessivamente crítico e cruel. Os pensamentos negativos a respeito de você, de sua natureza e/ou seu futuro podem aumentar profundamente a ansiedade e, repetidamente, levar à depressão. Você pode reescrever sua própria narrativa para deixar o passado de lado e colocar-se em sua verdadeira realidade hoje.

Há um ditado que diz: "Mais moscas são capturadas com mel do que com vinagre". Ser amável consigo mesmo pode ser mais produtivo do que ser rude. Como ser gentil consigo mesmo em seus pensamentos pode ajudá-lo a "capturar mais moscas"? Faça alguns elogios a si mesmo agora.

Relembrando as ideias anteriores, que pensamento "vinagre" você tem sobre si mesmo? Responda em voz alta. Agora, imagine que está dizendo isso a uma criança. Ainda assim você falaria em voz alta? Por que sim ou por que não?

DIFUSÃO DO PENSAMENTO

Os pensamentos só permanecem se continuarmos a nos concentrar neles. Em vez disso, deixe-os fluir naturalmente para fora de sua mente com este exercício.

1. Encontre uma posição confortável, respire profundamente algumas vezes para incentivar o relaxamento e imagine um céu azul.

2. Conforme os pensamentos surgem, imagine que estão escritos em letras fofinhas nas nuvens por todo o céu.

3. Veja como as nuvens se dissolvem ou se movimentam para longe do seu campo de visão, como geralmente acontece, e deixe-as levarem seu pensamento com elas.

4. Faça isso para cada pensamento que surgir por cinco minutos ou mais.

Você já se perguntou como começaram os pensamentos negativos sobre si mesmo? Você não precisa saber isso para mudá-los, mas pode ser útil para colocá-los em perspectiva. Pense no passado. Você se recorda da primeira vez que ouviu aquela frase negativa sobre você? Quem disse? Onde você estava? Como isso fez você se sentir? É semelhante ao modo como você se sente hoje?

Tendemos a ser os nossos piores críticos. Qual foi o pensamento mais crítico que você já teve sobre si mesmo? Por exemplo, alguém pode dizer a si mesmo que se considera um amigo terrível. Em vez disso, o que essa pessoa poderia pensar? Talvez: "Estou me esforçando para ser um amigo melhor". Reformule seu pior comentário crítico sobre si mesmo com mais autocompaixão e autoaceitação.

Sempre estive, estou neste momento, e estarei sempre... valendo a pena.

QUEDA DA CONFIANÇA

Esta atividade é uma oportunidade de reescrever algumas coisas que você pode estar dizendo sobre si mesmo.

Você precisará de:

- Caneta
- Papel
- Dois a três amigos ou entes queridos

1. Peça a duas ou três pessoas para compartilhar honestamente os pensamentos e sentimentos que elas têm sobre você em uma folha de papel.

2. O que você acha que elas escreverão sobre você? Escreva, em outra folha de papel, suas previsões, incluindo qualquer ideia negativa que tenha em mente, mas não as deixe ler.

3. Mais tarde, quando estiver sozinho, compare os papéis. Você está surpreso? Você acertou alguma das suas previsões?

126 CALMA: WORKBOOK

Os pensamentos negativos sobre si mesmo se encaixam geralmente em uma destas categorias: 1) "Sou mau, sem valor, perverso, inútil...", 2) "Sou um fracasso, preguiçoso, desmotivado, indigno..." ou 3) "Sou um tolo, rejeitado, abandonado...". Alguma de suas autocríticas se encaixa nessas categorias? Qual é o inverso de cada uma delas? Escreva abaixo seus pensamentos autocríticos e os pensamentos inversos.

DIA DO CONTRÁRIO

Quando estava no ensino médio, toda quarta-feira era o "dia do contrário" não oficial. Nesse dia, podíamos dizer algo fora da realidade e, em seguida, dizer "Quarta-feira é o dia do contrário!". Isso causava algumas risadas e alegria geral. Cada dia pode ser um dia do contrário para sua mente.

1. Escolha um pensamento que provoque ansiedade. Aqui, usaremos "Eu sou um fracasso".

2. Agora, encontre o pensamento que afirme o oposto. A frase "Eu não sou um fracasso" não funcionará, pois ainda contém as palavras "eu sou um fracasso". Temos de encontrar uma forma de dizer isso com uma afirmação, não com negação. Em outras palavras, não pode ter "não", "nem", "nunca" etc.

3. Uma possibilidade aqui pode ser: "Sou bem-sucedido em muitos aspectos da minha vida".

4. Se o pensamento que você escolheu for uma ofensa comum, escreva a palavra e leia-a em voz alta quando precisar.

Se o cérebro se compromete rapidamente com um pensamento, essa é a evidência de que ele foi treinado para isso e quer tomar o caminho da menor resistência. Mudar isso ao dizer o oposto ajuda a tornar o caminho mais difícil para o seu cérebro, enquanto ele substitui seus pensamentos por algo que lhe atenda melhor.

Reviver os mesmos pensamentos repetidamente faz o cérebro sentir como se estivesse fazendo o seu trabalho. Que pensamentos tendem a passar pela sua cabeça reiteradamente em relação a quem você deveria ou não deveria ser? Esses pensamentos ajudam você a agir positivamente? Se não for o caso, como você pode reformular esses pensamentos repetitivos para serem mais orientados à ação?

Ouça suas vozes internas. Qual é o tom? É calmo ou grosseiro? Pratique conversar consigo mesmo com um tom piedoso. Por exemplo, em vez de fazer críticas duras como "Você é tão estúpido!", poderia dizer com cuidado "Você foi mal na prova, terá que estudar mais ou procurar ajuda". Escreva aqui algumas frases com mais autocompaixão e pratique dizendo-as em sua mente.

É fácil acreditar em pensamentos porque eles vêm de dentro. Escreva um ou dois pensamentos sobre si mesmo e considere se poderiam não ser verdadeiros. Liste alguns fatos (observações objetivas) que provam que seu cérebro está fazendo afirmações falsas.

A chave para reescrever sua narrativa é desenvolver uma forma diferente de enxergar um evento ou uma situação. Portanto, reveja os fatos que você reuniu no item anterior. Seus pensamentos originais se alinham com esses fatos? Se a resposta for não, reescreva cada pensamento de forma que se encaixe nos fatos, *mesmo que não acredite neles de início.*

Pense no resultado recente de um evento, situação ou experiência que fez com que você se repreendesse. O que seu senso crítico diz sobre você? Reúna fatos contrários e veja a situação sob uma nova perspectiva. Reescreva o cenário sob essa perspectiva mais objetiva.

Certas tarefas, *hobbies* ou pessoas fazem você se sentir mais bondoso consigo mesmo? A sua voz interna é menos crítica nessas circunstâncias? Em caso afirmativo, o que e quem são eles? Se a resposta for negativa,, que tipos de atividades você gostaria de experimentar e com quem você gostaria de passar um tempo para ter sentimentos mais positivos sobre si mesmo?

"Se pudéssemos mudar a nós mesmos, as tendências no mundo também mudariam. Conforme um homem muda a própria natureza, a atitude do mundo também muda em relação a ele."

– Gandhi

Se os seus pensamentos negativos sobre si mesmo o fazem querer evitar as pessoas, porque você teme que elas vejam suas falhas, você precisa desenvolver alguns pensamentos contrários. Um pensamento contrário deve ser determinado, unidirecional e carregar um pedido para a ação. Por exemplo, "Não sou bom em manter um bate-papo e me sinto deixado de lado na conversa" é um pensamento negativo; um contraponto pode ser: "Sou um bom ouvinte. Para me sentir incluído, vou fazer gestos positivos e sorrir para mostrar que estou interessado". Liste alguns pensamentos negativos e adicione os pensamentos contrários que você pode usar em uma situação que provoque ansiedade.

MUDE DE *MAS* PARA *E*

O cérebro pensante adora opções binárias – ligado ou desligado, acima ou abaixo, ruim ou bom e assim por diante. Esta atividade pode ajudar você a encontrar um lugar onde duas coisas que parecem opostas podem realmente ser verdadeiras ao mesmo tempo.

1. Encontre um pensamento binário. Por exemplo, "Quero ser bem-sucedido, mas isso não está dando certo".

2. Agora, substitua "mas" pela palavra "e". Isso nos deixa com "Quero ser bem-sucedido e isso não está dando certo". Dessa forma, ainda queremos ser bem-sucedidos e temos a opção de mudar "isso" para algo que possa funcionar melhor.

3. Sempre que você estiver em uma situação de pensamento binário, tente essa mudança de palavras para ver se lhe dá pistas sobre o que poderia acontecer a seguir.

Reescreva a própria narrativa 137

Reflita sobre o que escreveu nesta seção. Que pontos positivos podem ser identificados? Que coisas novas você aprendeu sobre si mesmo? Em uma ou duas frases, escreva uma declaração de ação positiva que possa orientar seus momentos futuros.

Minha história é composta de ideias dentro de capítulos de livros. Continuo escrevendo a minha história todos os dias.

SEÇÃO

IV

Mantenha-se no caminho certo

Você já percorreu um longo caminho até aqui. Ao se aprofundar nos seus sentimentos, pensamentos e comportamentos, você ganhou uma percepção valiosa. Você conta com uma caixa de ferramentas de estratégias e práticas que o ajudarão a controlar a ansiedade quando ela surgir. Para conquistar a calma e a tranquilidade que deseja na vida, é importante continuar utilizando as suas ferramentas e pedir ajuda quando precisar.

Em "Construa a sua rede de apoio", você terá a oportunidade de explorar seus relacionamentos atuais, cultivar novos e praticar a abertura a outros. Depois, aprenderá a desenvolver as técnicas que aprendeu e a continuar a usá-las no futuro.

Construa a sua rede de apoio

"O mundo é tão vazio se pensarmos apenas em montanhas, rios e cidades; mas conhecer alguém que pensa e sente como nós e que, embora distante, está perto de nós em espírito faz da terra um jardim habitado."

– Johann Wolfgang von Goethe

As evidências sugerem que somos animais que vivem em grupo. Juntos, somos verdadeiramente maiores do que a soma de nossas partes. Podemos compartilhar nossos desafios e ajudar uns aos outros a se curar, bem como celebrar sucessos e conquistas. Esse compartilhamento pode nos ajudar a reduzir a ansiedade e permanecer diligentes para limitar a ansiedade em nossa vida diária.

Eu tomo atitudes para dar e receber amor incondicionalmente.

Às vezes, é útil analisar nossos relacionamentos atuais. Reflita por um momento sobre os relacionamentos em sua vida e coloque tudo no papel. Desenhe um pequeno coração ao lado das pessoas das quais se sente próximo. Coloque uma pequena estrela ao lado daquelas das quais você gostaria de se aproximar. Há quanto tempo estão em sua vida? Como ou onde se conheceram? Que atitudes pode tomar para entrar em contato com elas?

AUTENTICIDADE EM AÇÃO

Algumas pessoas se sentem mal com a ideia de compartilhar suas preocupações, medos ou ansiedades por achar que isso pode ser percebido pelos outros como fraqueza ou inutilidade, ou como incapacidade de cumprir seu papel no relacionamento. Na verdade, o que acontece é o oposto: revelar nossos sentimentos a um companheiro ou amigo confiável aprofunda nossos relacionamentos.

1. Cite algumas das situações, pensamentos ou comportamentos que lhe causam ansiedade.

2. Mencione uma a três pessoas com quem você tem um relacionamento próximo.

146 CALMA: WORKBOOK

3. Pense sobre o que você dirá a uma dessas pessoas acerca de sua ansiedade e escreva a seguir. Por exemplo, você poderia dizer "Sinto medo quando tenho que parar de repente enquanto dirijo" ou "Me preocupo quando as pessoas começam a falar alto à minha volta".

4. Agora, diga o que anotou no item anterior a essa pessoa. Como ela reagiu? Seu relacionamento mudou depois de compartilhar isso? Se você pudesse fazer tudo de novo, você diria algo mais ou deixaria de dizer alguma coisa?

LOCALIZADOR DE PESSOAS

Se tem evitado interagir com outras pessoas por causa de sua ansiedade, você pode estar se sentindo solitário. Com as ideias que tem coletado e as estratégias que vem praticando, está na hora de encontrar sua turma – pessoas que você gostará de ter ao seu redor.

1. Pense sobre quem você é e do que gosta. Você gosta de cozinhar, costurar, ler, fazer *cosplay* ou treinar animais?

2. Procure grupos na sua área com interesses semelhantes. Utilize as redes sociais ou os murais comunitários para encontrar grupos com ideias parecidas.

3. Existe alguma faculdade ou uma escola da comunidade perto de você? Dê uma olhada nas ofertas de turmas. Continuar sua instrução com base nos seus interesses é uma ótima maneira de encontrar pessoas que pensam da mesma forma.

4. Gostaria de adicionar exercícios à sua socialização? Existem muitas organizações e clubes focados em esportes organizados ou exercícios em grupo.

5. Se há uma coisa de que as comunidades sempre precisam é de voluntários. Ligue ou envie um *e-mail* às organizações locais sem fins lucrativos que lhe interessam para saber se existem oportunidades de voluntariado.

6. Escolha cinco grupos que chamaram sua atenção. Contate cada um deles e anote os horários das próximas reuniões.

7. Escolha um para participar esta semana, um na próxima semana e assim por diante até que você tenha um grupo novo a cada semana para as próximas cinco semanas.

8. Não se esqueça de fazer os preparativos de viagem se precisar de transporte ou de alguma ajuda para chegar lá no horário.

As redes sociais podem ajudar você a encontrar a sua turma e, às vezes, você pode ganhar um grande apoio de seus "amigos" e seguidores. No entanto, há uma desvantagem: comparar-se com os outros. Em vez disso, lembre-se de que os perfis e as publicações nas redes sociais são pequenas fotografias da vida de alguém. O que você pode ganhar ao se concentrar e celebrar a sua própria viagem em vez de ficar preso nas dos outros?

Às vezes, temos necessidades e desejos que são mais bem preenchidos por outra pessoa. Isso faz parte da condição humana. Quais são suas necessidades em um relacionamento? O que você quer conseguir nos seus relacionamentos?

Todos nós conhecemos alguém na vida que tem uma atitude "ou é do meu jeito ou estou fora". É alguém que precisa que as coisas sejam sempre do jeito dela. Quem é essa pessoa em sua vida? Você gosta de passar tempo com ela? Alguma vez essa pessoa perdeu um relacionamento porque alguém se cansou de suas ações e resolveu "pular fora"?

Eu tenho desejos e necessidades porque eles fazem parte de ser humano.

Doar-se demais e exigir demais em um relacionamento pode ser problemático. Infelizmente, quando a doação e a exigência não estão em equilíbrio, a experiência pode não ser positiva. Reflita sobre um momento em que você sentiu ressentimento ou desequilíbrio em um relacionamento. Se você ainda está nessa relação, que ações pode tomar para encontrar mais equilíbrio?

É difícil para as pessoas atenderem às nossas necessidades ou aos nossos desejos se elas não souberem quais são. Pense num momento em que tentou expressar uma necessidade e a outra pessoa não atendeu. Como você se manifestou? Lembre-se de que as pessoas não conseguem ler nossa mente. Escreva três necessidades que você tem. Agora, organize-as de acordo com este modelo: "Eu preciso/quero que você me dê [coisa que você precisa/quer]. O [algo que mudará/ou que ficará melhor] quando você fizer isso". Se for um relacionamento próximo, talvez você queira adicionar: "Sem isso, eu me sinto [como você se sente]".

Muitas vezes, é difícil dizer não, porque queremos ser capazes de dizer sim; é menos estressante quando apenas cedemos. Porém, às vezes, é necessário dizer não. Pense em situações passadas em que você queria dizer não, mas acabou cedendo. O que aconteceu? O que alguém lhe pede que você gostaria de recusar? Depois de escrever o pedido, escreva "Não". Lembre-se, a palavra "não" é uma frase completa; é tudo o que você precisará dizer quando o pedido for feito novamente.

Às vezes, enfrentamos desafios especiais em nossa vida que somente aqueles que passaram pela mesma situação entendem de fato. Um grupo de apoio pode ser um aliado poderoso em seus esforços para aliviar a ansiedade. Você pode encontrar grupos de apoio on-line e presenciais. De que forma alguém que passou pela mesma experiência que você poderia ajudar? Quais tópicos do grupo de apoio poderiam trazer conforto para você?

Siga em frente

"Minha querida, a vida raramente nos dá o que queremos no momento que consideramos apropriado. As aventuras acontecem, mas não pontualmente."

– E. M. Forster

À medida que avança, é importante valorizar o seu progresso em vez de buscar a perfeição. Aceite que haverá dias em que surgirão desafios. Da mesma forma, haverá dias em que pensará que "as coisas estão melhores e já não preciso me preocupar com a ansiedade". Gostaria que a minha experiência apoiasse essa afirmação, mas não é o caso. Para manter a ansiedade como uma mera coadjuvante, você precisa continuar a se importar ativamente consigo mesmo e priorizar viver sua vida em vez de se render aos sintomas da ansiedade.

Considere a possibilidade de que, ainda que algo não tenha transcorrido bem, isso também pode ser uma vitória. Por exemplo, você aprendeu alguma coisa com um resultado ruim? Se você sabe mais coisas agora, isso não indica que você teve algum ganho com a experiência, mesmo que não tenha sido o que queria inicialmente? Escreva sobre o que aprendeu com os desafios da sua jornada.

Tirar nota 10 em um exame nos faz sentir bem, em parte porque alguém concorda que o nosso desempenho foi perfeito. Se continuarmos a buscar isso durante toda a vida, arriscamos sofrer com a ansiedade e a exaustão que vem com ela. Você se considera um perfeccionista? De que forma isso ocorre? O que você precisaria saber para constatar que às vezes uma nota mais baixa não é o fim do mundo?

VOCÊ JÁ VENCEU

Frequentemente avaliamos a vitória pelas condições que são cumpridas ou que excedem as expectativas. Você já se perguntou quanto sofrimento isso pode causar? Vamos encontrar uma alternativa:

1. Reflita por um momento sobre como você foi concebido.

   - Quais eram as chances de você ter sido concebido, ter nascido e chegado ao ponto em que está na vida?

   - Com todos os elementos do universo, quais eram as chances de que o pó das estrelas seriam reunidos e formariam seu ser físico neste momento?

   - É possível que simplesmente o fato de existir seja algo notável? Qual o significado de você ter existido cada dia de sua vida?

2. Na verdade, você já era vitorioso diante de todas as probabilidades antes mesmo de ter nascido. Você é um ser composto do pó das estrelas que atravessam a Terra.

3. Analise essas informações e escreva uma declaração afirmando quão vitorioso você já é.

O diálogo interno crítico que você vem aprendendo a mudar pode recomeçar se você tiver dificuldades. Talvez você tenha perdido a oportunidade de praticar uma estratégia, ou talvez esteja levando mais tempo para desenvolver uma habilidade de lidar com adversidades. Que bondade você pode mostrar a si mesmo ao encarar um erro ou uma recorrência de sua ansiedade?

Nós podemos começar uma nova rotina de exercícios físicos para atingir uma meta de peso e depois relaxar um pouco quando alcançarmos a meta. No entanto, para manter esse objetivo, precisamos continuar com a nossa atividade física. As estratégias para aliviar a ansiedade são similares. Que atividades deste livro ou de qualquer outra fonte de informação você achou particularmente úteis? O que gostaria de tentar com mais frequência?

Quando me apoio neste momento, estou substituindo ativamente o "simplesmente existindo" pelo "vivendo ativamente".

Faça planos para o dia em que sua ansiedade o forçar a evitar tudo e não fazer nada. O que especificamente você pode fazer para se motivar a sair da cama? O que você pode fazer em seguida? E depois, o que mais você pode fazer?

Incorporar novas práticas pode ser mais fácil se você souber o que esperar. Faça uma lista de estratégias para continuar praticando sua resistência à ansiedade. Todos os dias, escolha algo e tente colocar em prática.

É totalmente possível que, depois de escrever neste diário, tenha encontrado algo novo que funcione para você. Precisamos praticar o que funciona. Como você descobriu? Como a nova habilidade o ajudou? Quando você a usará no futuro?

OBJETIVOS DA TERAPIA DA CONVERSA

Depois de todo o trabalho que você fez neste guia, talvez tenha se interessado pela terapia da conversa. A terapia da conversa pode ser uma maneira poderosa de mudar como você pensa a respeito das coisas e de fazer mudanças na vida. Peça ao seu médico e amigos de confiança para lhe dar recomendações e consulte a página 175 para conhecer os recursos de apoio. Antes de entrar em contato com qualquer profissional de saúde mental, escreva três coisas que você deseja conseguir com a terapia e pergunte a opinião do terapeuta sobre esses objetivos.

Objetivo 1:

Objetivo 2:

Objetivo 3:

170 CALMA: WORKBOOK

Às vezes, você pode sentir que está perdendo a batalha contra a ansiedade. Lembre-se, a ansiedade existe por uma razão: mantê-lo seguro. Ela não é sua inimiga. É apenas superprotetora. O que você pode dizer a si mesmo quando a sua ansiedade parece a estrela do filme e não a atriz coadjuvante? Pense em algumas afirmações que você pode fazer quando começar a se sentir dessa forma.

Alguns objetivos podem soar um pouco exagerados, e por boas razões. Por exemplo, "quero entrar em forma" envolve, na verdade, uma série de milhares de decisões. Com o objetivo "quero lidar com a ansiedade" é semelhante. Mas você não ficará sobrecarregado se der apenas um passo de cada vez. Pergunte a si mesmo: o que estou sentindo e pensando? Estou ansioso, preocupado, triste, nervoso...? O que posso fazer neste momento para ajudar a me sentir melhor sem recorrer a comportamentos evasivos? Recorra a este guia e escolha algo sempre que precisar.

Se continuar a tentar apenas uma habilidade ou estratégia de cada vez, você permanecerá alinhado ao seu objetivo de experimentar mais calma e tranquilidade. O compromisso com a prática diária o manterá no caminho para desenvolver uma melhor relação com sua ansiedade.

Cada momento me dá uma nova oportunidade de aceitar a minha vida como ela é em vez de como eu acho que ela deveria ser. Estou exatamente onde preciso estar.

Recursos de apoio no Brasil

Online

ABRATA - https://www.abrata.org.br

ABRASME - https://www.abrasme.org.br

CVV - https://www.cvv.org.br

ABEPS - https://www.abeps.org.br

Headspace: App de meditação

Calm: App de meditação e sono

Leituras adicionais

DOTY, James R. *A maior de todas as mágicas*. Rio de Janeiro: Sextante, 2016.

GREENBERGER, Dennis; PADESKY, Christine A. *A mente vencendo o humor:* mude como você se sente, mudando o modo como você pensa. Porto Alegre: Artmed: 2016.

REDFIELD, James. *A profecia celestina*: uma aventura da nova era. Rio de Janeiro: Fontanar, 2009.

SUZUKI, Shunryu. *Mente zen, mente de principiante*. São Paulo: Palas Athena, 1994.

WEBER, Jill P. *Calma*: técnicas comprovadas para acabar com a ansiedade agora. São Paulo: Latitude, 2021.

Referências

ACKERMAN, Courtney. How Does Acceptance And Commitment Therapy (ACT) Work? *PositivePsychology. com*, 14 dez. 2020. Disponível em: PositivePsychology.com/act-acceptance-and-commitment-therapy/.

AFER, Publius Terentius. Heautontimorumenos: The Self-Tormentor. Project Gutenberg: Salt Lake City, 2007. Disponível em: Gutenberg.org/files/22188/22188-h/files/terence3_4.html.

CAMPOLO, Bart. 605: Connection After Deconstruction. *Humanize Me*. Podcast áudio, 56:45. Disponível em: BartCampolo.org/humanize-me-index.

CHOPRA, Deepak. Each of us is a unique strand in the intricate web of life and here to make a contribution. 13 jul. 2014. Twitter: @deepakchopra. Disponível em: twitter.com/DeepakChopra/status/488350868949843968?s=20.

DALAI LAMA. *The Dalai Lama, a policy of kindness*: an anthology of writings by and about the Dalai Lama. Editado por Sidney Piburn, Delhi: Motilal Banarsidass Publishers Private Limited, 2002.

FORSTER, Eduard Morgan. *A passage to India*. Project Gutenberg: Salt Lake City, 2020.

GANDHI, Mahatma. *The collected works of Mahatma Gandhi*, v. XII, abr. 1913 a dez. 1914. Delhi-6: The Publications Division, Ministry of Information and Broadcasting, Government of India, 1964.

GOLDSMITH, Harold Hill *et al.* Roundtable: what is temperament? Four approaches. *Child Development 58*, n. 2, 1987, p. 505-529.

GREENBERGER, Dennis; PADESKY, Christine A. *A mente vencendo o humor*: mude como você se sente, mudando o modo como você pensa. Porto Alegre: Artmed: 2016.

KABAT-ZINN, Jon. *Wherever you go, there you are*: mindfulness meditation in everyday life. New York: Hachette Books, 1994.

KAUR, Kawalpreet. *Depression is just a word unless it happens to you.* Darshanpurwa: PustakRatna Prakashan, 2020.

KELLER, Helen. *Let us have faith.* New York: Doubleday, Doran & Co., Inc., 1940.

LEVINE, Peter; PHILLIPS, Maggie. *Freedom from pain*: discover your body's power to overcome physical pain. Boulder: Sounds True, Inc., 2012.

LINEHAN, Marsha. *DBT skills training manual.* New York: The Guilford Press, 2014.

MCKAY, Matthew; WOOD, Jeffrey C.; BRANTLEY, Jeffrey. *The dialectical behavior therapy skills workbook*: practical DBT exercises for learning mindfulness, interpersonal effectiveness, emotional regulation & distress tolerance. Oakland: New Harbinger Publications, Inc., 2007.

RATEY, John J.; MANNING Richard. *Go wild*: eat fat, run free, be social, and follow evolution's other rules for total health and well-being. New York: Little, Brown Spark, 2014.

THURET, Sandrine. You can grow new brain cells. Here's how. TED@BCG London, 2015. TED Talk.

TZU, Lao. *Tao Te Ching*. Traduzido por Stephen Mitchell. New York: HarperCollins Publishers, 2006.

VAN DER KOLK, Bessel. *The body keeps the score*: brain, mind, and body in the healing of trauma. New York: Penguin Books, 2015.

WEBER, Jill P. *Calma*: técnicas comprovadas para acabar com a ansiedade agora. São Paulo: Latitude, 2021.

YOUSSEF, Nagy A. *et al*. The effects of trauma, with or without PTSD, on the transgenerational DNA methylation alterations in human offsprings. *Brain Sciences 8*, n. 5, 2018, p. 83. Disponível em: doi.org/10.3390/brainsci8050083.

Agradecimentos

Esta publicação não seria possível sem o período que passei com os meus supervisores clínicos e colegas ao longo dos anos. Obrigado a todos os profissionais da Callisto Media, especialmente aos meus editores Adrian Potts e Carol Rosenberg, pela sua paciência e amável orientação, bem como Ashley Popp, por chamar a minha atenção para este projeto. Eu estendo minha enorme gratidão a minha esposa e minhas filhas, que foram pacientes comigo enquanto eu escrevia.

Por último, quero agradecer às centenas de pessoas que tive o privilégio de atender ao longo dos anos. Sem sua bondade, vulnerabilidade e resiliência, eu não seria capaz de me conectar ou realizar as mudanças que trazem alívio a tantas outras pessoas.

Tenho a humildade de servir apoiado nos ombros dos gigantes.

SUA OPINIÃO É MUITO IMPORTANTE

Mande um e-mail para **opiniao@vreditoras.com.br**
com o título deste livro no campo "Assunto".

1ª edição, jan. 2023

FONTES Filson Soft Book 10/15pt;
Filson Soft Light 13/15,6pt;
Sentinel Book 10/15pt;
Sentinel Book Italic 16/18pt;
Archer Bold 16/16pt;
Archer Bold 28/33pt
PAPEL Offset 90g/m^2
IMPRESSÃO Geográfica
LOTE GEO291122